Inhaltsverzeichnis

AF125025

Einleitung..	1
Was ist ketogene Ernährung?..	2-3
Die Grundprinzipien der zuckerarmen vitalstoffreichen Ernährung..	4
Schema des Energiestoffwechsels............................	5
Dokumentation...	6
Die ersten zwei Tage..	7
Von Gewürzen und Kräutern....................................	8
Lebensfreude..	9
Der Rezeptbaukasten...	10-36
Lakto vegetarische Gerichte......................................	10
Lakto-ovo vegetarische Gerichte...............................	13
Lakto-ovo-peso vegetarische Gerichte.......................	16
Vegetarische & nicht-vegetarische Gerichte...............	19
Vegane Gerichte...	35
Entlastungstag..	36
Zwischenmahlzeiten & außer Haus...........................	37
Fastentage..	38
Notizen...	39

Impressum
Herstellung und Verlag:
BoD-Books on Demand, Norderstedt
ISBN: 978-3-7322-8794-9

Liebe Leserin,
Lieber Leser

Essen und Trinken verbinden täglich Angenehmes mit Notwendigem. Gesunde Ernährung trägt entscheidend zu Wohlbefinden und ausgewogenem Körpergewicht bei. Zusätzlich kann eine gezielte Nahrungsmittelauswahl ernährungsbedingte Erkrankungen vorbeugen, weil bestimmte biologische Prozesse positiv beeinflusst werden. Erfolg setzt Ihre konsequente Mitarbeit voraus. Mit diesem Tagebuch möchte ich Ihnen helfen, das Ernährungssystem der ketogenen Ernährung richtig durchzuführen und zu kontrollieren. Bitte lesen Sie die folgenden Seiten sorgfältig, da Sie wichtige Informationen, sowie Ihren Ernährungsbaukasten enthalten.

Ich wünsche Ihnen viel Freude beim Kochen

Bon Appetit!

Dr. med. Markus Bock

Was ist ketogene Ernährung?

Die ketogene Ernährung wurde von mir zum moderaten Zuckerfasten (ZF) weiterentwickelt und ist eine Ernährungsumstellung auf einen hohen Fettanteil der Nahrung (50-80%) bei geringer Gesamtzuckermenge (20-40g/Tag).

Zucker und Fette sind Energiespeicher, die Sie mit der Nahrung täglich zu sich nehmen. Damit Ihr Körper diese Energie nutzen kann, müssen Zucker und Fette in eine bestimmte körpereigene Energieform umgewandelt werden. Dies findet innerhalb der Kraftwerke Ihrer Zellen, den Mitochondrien, statt. Die Wege dieser Umwandlung sind aber zwischen Zucker und Fetten gravierend verschieden und hemmen sich z.t. gegenseitig.

Gesunde Körperzellen, im Gegensatz zu Krebszellen, können zur Energiegewinnung zwischen den zwei Nahrungssubstraten Zucker und Fettsäuren wechseln. Grundsätzlich läuft dies in gesunden Körperzellen parallel ab. Nervenzellen weisen aber eine Besonderheit auf: Bei täglicher Zuckerzufuhr nutzen Nervenzellen den Zuckerstoffwechselweg ausschließlich. Erst wenn über mehrere Tage kein Zucker (alle energieliefernden Kohlenhydrate) zugeführt wird, wechselt das Gehirn auf Fettabkömmlinge – die Ketonkörper - zur alternativen Energiegewinnung.

Für den Ketonkörperstoffwechsel konnte in den letzten Jahren gezeigt werden, dass sich weniger freie Radikale bilden als im Zuckerstoffwechsel. Daraus resultiert u.a. ein verstärkter Schutz der Nervenzellen vor Schäden.

Leider ist die Bedeutung der Fette zur Energiegewinnung durch die Zivilisationskost (50-60% Zucker) nur noch gering. Da Zucker über Millionen

Was ist ketogene Ernährung?

von Jahren „Mangelware" war, hat der Körper Strategien entwickelt diesen bevorzugt und schnell zu verstoffwechseln. Seit wenigen tausend Jahren aber, vor allem seit der Industrialisierung, hat sich der Zuckerkonsum stark verändert und hat innerhalb weniger Dekaden ein vollständig süßes Leben ermöglicht. Interessanter Weise kann ein so hochspezialisiertes System, wie der Zuckerstoffwechsel, nun zum Verhängnis werden, da er bei pausenloser Aktivierung den Fettabbau in hohem Maße behindert, den „Fettfluss" aus Blut- und Depotfetten aufstaut und eine Ketonbildung verhindert. Anstatt zur balancierten Energiebereitstellung beizutragen, führt die zuckerreiche Ernährung zu Stress in dem System, dass die Speicherenergie verarbeitet – den Mitochondrien – und stört so den Gehirnstoffwechsel nachhaltig. Eine Verminderung der Zuckerzufuhr ist daher nötig, wie im gleichen Zuge ein hoher Fettkonsum unbedingt erforderlich ist, um genügend Energie für Ihre Zellen bereit zu stellen und um eine zu starke Zuckereigenproduktion des Körpers zu vermeiden. Vor allem müssen reichlich Ketonkörper produziert werden, was durch den hohen Fettgehalt und den geringen Zuckeranteil gefördert wird. Beim Zuckerfasten bedient sich das Nervensystem der Ketone als Hauptenergiequelle. Nun ernähren sich Ihre Zellen, ähnlich zum Heil-Fasten, primär von Fetten und Ketonen und sekundär von Zucker.

Das ZF kann als Simulation des Fastens betrachtet werden, jedoch ohne fastentypisches Pausieren der Darmtätigkeit und ohne kalorische Einschränkungen. Die Konsequenzen der hohen Ketonverfügbarkeit sind eine erhöhte, stressreduzierte Energieversorgung des Gehirns und daraus resultierend ein erhöhter Nervenzellschutz, welcher zum Erhalt der motorischen, sensiblen und kognitiven Leistungsfähigkeit führen kann.

Die für Gehirn und Nerven neue Stoffwechselsituation beruht auf **drei Grundprinzipien:**

Die drei Grundprinzipien der zuckerarmen vitalstoffreichen Ernährung (ZVE)

1. *Zuckerfasten – durch die drastische Verminderung energiereicher Kohlenhydrate (er-KH)*

    Meiden Sie er-KH, da sie über hunderttausende von Jahren nur in geringer Menge in der Nahrung vorkamen. Ihr Körper lernte so geringste Mengen aktiv und hocheffizient aufzunehmen und zu verwerten. Aus natürlicher Entwicklung heraus kommen diese Produkte weiterhin selten vor – sie sind aber mittlerweile zum Hauptprodukt der Nahrungsmittelindustrie geworden: Süßigkeiten, Getreide (Brot, Nudeln, Müsli etc.), Reis, Kartoffeln, Süßgetränke, sowie dicke Bohnen, Erbsen Mais und Honig sind zu meiden. Geringe Mengen von Obst und Hülsenfrüchten können 1 Mal pro Woche verzehrt werden.

2. *Faserstoffreiche Nahrung – durch die verstärkte Zufuhr energiearmer Kohlenhydrate (ea-KH)*

    Die ea-KH sind in erster Linie in Gemüse und Salaten, mit den darin enthaltenen Faserstoffen, zu finden.
    Nehmen Sie bitte tgl. 300-500g Gemüse in Form von Zucchini, Mangold, Fenchel, Spinat, Brokkoli, Kohlrabi, Rosenkohl, Topinambur, Karotten, Gurke u.a. zu sich.

3. *Energie aus Fetten – durch die intensive Aufnahme von speziellen Ölen und Samen.*

    Fette üben den größten Einfluss auf Ihr Immunsystem aus. Rezeptbrot, Avocado, Fisch, Nüsse, Saaten, Eier, Butter, Käse, Tofu, und Fleisch sind die Grundlage dieser fettreichen Ernährung. Bitte nehmen Sie tgl. 2 EL kaltgepresstes Leinöl in unerhitzter Form ein. Verwenden Sie in Ihrer Küche bitte Butter sowie Lein-, Hanf-, Walnuss-, Raps- und Olivenöl.

Schematischer Vergleich des Energiestoffwechsels unter Normalkost und ZVE

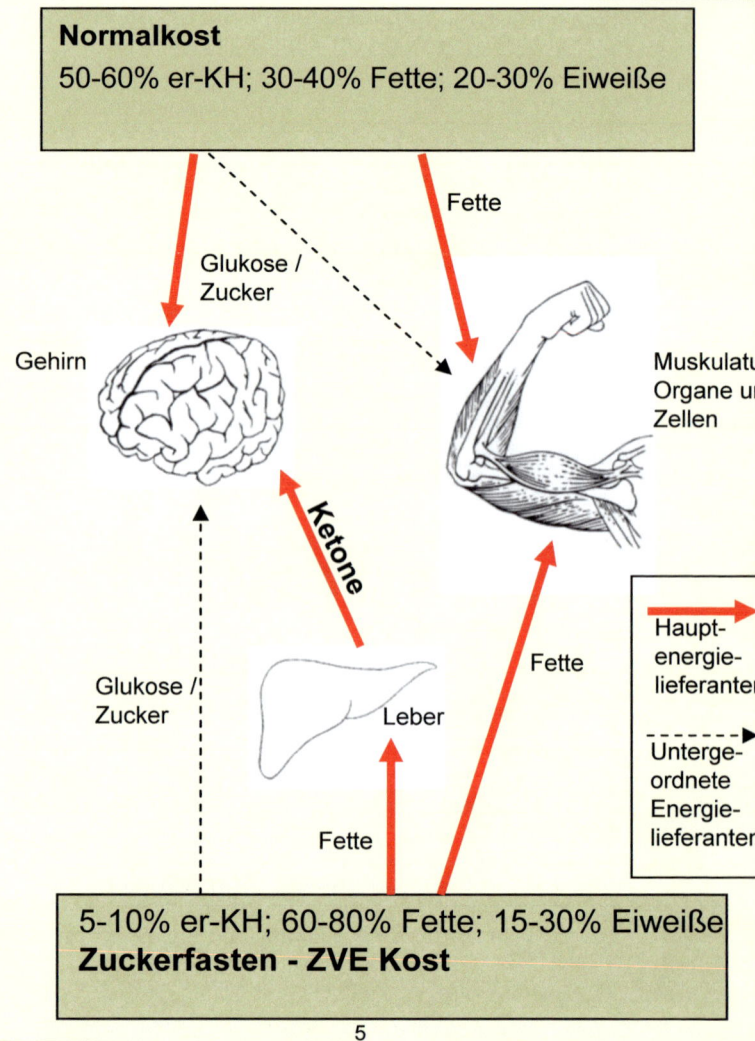

Normalkost
50-60% er-KH; 30-40% Fette; 20-30% Eiweiße

Fette

Glukose /
Zucker

Gehirn

Muskulatur
Organe un
Zellen

Ketone

Fette

Glukose /
Zucker

Leber

Haupt-
energie-
lieferanten

Unterge-
ordnete
Energie-
lieferanten

Fette

5-10% er-KH; 60-80% Fette; 15-30% Eiweiße
Zuckerfasten - ZVE Kost

Erläuterungen zur Dokumentation

Der richtige Umgang mit diesem Tagebuch

Das Tagebuch ermöglicht Ihnen eine genaue „Buchführung" über Ihre Ernährung. Als zusätzliche Gedächtnisstütze empfiehlt es sich, einen festen Tagesrhythmus für die Mahlzeiten vorzusehen, am besten, wenn Sie tgl. eine warme und ggf. selbst zubereitete Mahlzeit einnehmen. So wird die Ernährung, ähnlich dem Zähneputzen, schnell in den Alltag integriert.

Glauben Sie bitte nicht, Sie müssten die gesamte Mahlzeit aufessen. Essen Sie nur so viel, dass Sie keinen Hunger mehr haben; aber essen Sie nur, wenn Sie hungrig sind. Scheuen Sie nicht, die Rezeptvorschläge Ihren Bedürfnissen nach Menge und Zubereitungsart anzupassen.

Mit den Smileys auf der rechten Seite können Sie Ihre tagesaktuelle Stimmungslage festhalten. Dokumentieren Sie auch, ob die empfohlenen 2 EL vom kaltgepressten Leinöl unerhitzt von Ihnen eingenommen wurden, indem sie JA oder NEIN auf der linken Seite ankreuzen. Sie finden am Ende des Tagebuches unter persönliche Notizen die Möglichkeit, Ihre Befinden und Erleben niederzuschreiben.

Die ersten 2 Tage

Frühstück: 200g von Ihrem „Lieblings-Obst" in Würfel schneiden; mit 150g vollfettem Joghurt oder Quark, 5 Walnüssen und 2 EL Leinöl vermengen.

Mittag, Abendmahlzeit und Zwischenmahlzeiten: Entnehmen Sie dem Baukasten (folgende Seiten).

An allen kommenden Tagen ist zu beachten:

\# Trinken Sie 2-3 L Wasser mit dem Saft einer ausgepressten Zitrone oder ungesüßte Tees.

\# Nehmen Sie täglich 2 EL kaltgepresstes Leinöl ein.

\# Vom Rezeptbrot kann tgl. gegessen werden.

\# Vermeiden Sie mehr als **30g er-KH pro Tag** zu essen.

Rezeptbrot: je 100 g Leinsamen, Soja und Mohn sowie je 50g Mandeln und Hanfsamen schroten/mahlen dazu 300g Quark, 2 Eier, 1 TL Salz, 2-5 EL Olivenöl und 1 TL Brotgewürz geben; die Zutaten gut vermischen, den Teig in eine mit Backpapier ausgelegte Kastenform geben; Backofen auf 150° vorheizen, 60 Minuten Backzeit. Nach 40 Min. die Form stürzen und das Brot weiterbacken.

KH: 3% Fett: 25% Eiweiß: 15% R: 1,4:1

KH = er-KH; F = Fette; R = Verhältnis von Fetten zu KH und Eiweiß

Von Gewürzen & Kräutern

Pfeffer, Ingwer, Chilie, Curry, Oregano, Basilikum, Salz, Kreuzkümmel, Knoblauch, Thymian, Muskat, Kresse, Petersilie, Lauch, Liebstöckel, Salbei, Kerbel, Koriander, Vanilleschote u.v.m.. Gewürze und Kräuter sind wichtige Vermittler der synästhetischen Erfahrung Geschmack. Verfeinern und „vermehren" Sie Ihre Nahrung. Lassen Sie Ihrer Kreativität freien Lauf.

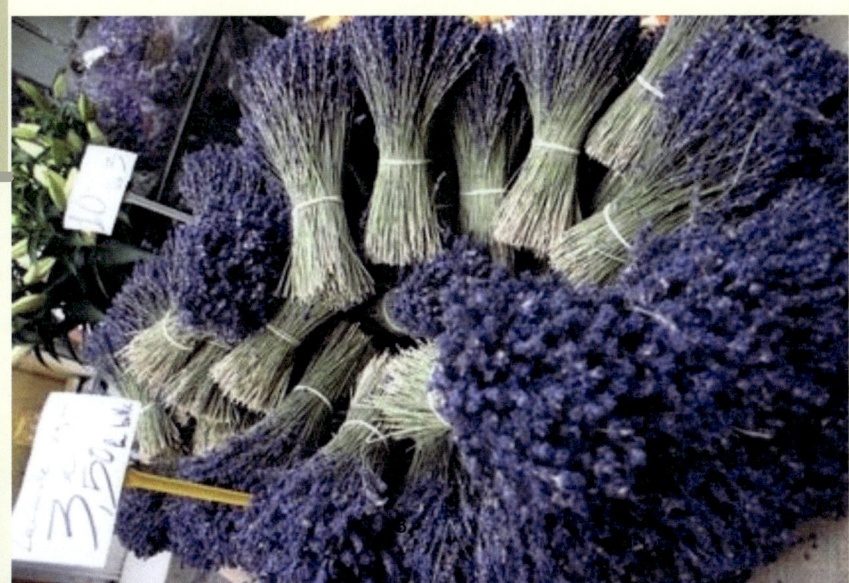

Lebensfreude

Krankheit kann viele negative Empfindungen nach sich ziehen. Nehmen Sie sich Zeit zur Wiederentdeckung Ihres Körpers und Ihrer Nahrung mit all Ihren Sinnen.

„Nahrung vermag aber zu heilen und gibt neue Kraft für ein lebendiges Leben."

Markus Bock

Energie zum Leben

Lakto-vegetarische Gerichte   2 EL Leinöl?
                                JA   NEIN
                                ☐   ☐

Frühstück: <u>Rezeptbrot:</u> 3-4 Scheiben mit Butter und Käse. Dazu Gurken / Tomaten reichen. **F: 76,2 g KH: 4,52 g EW: 37,4 g   R: 2:1**

Mittag: <u>Gebratener Kürbis:</u> 15 g Butter in eine Pfanne geben und erhitzen. 200g Kürbis in Scheiben schneiden und auf mittlerer Flamme 5 min anbraten, dann 15 min mit Deckel dünsten lassen. Nach belieben salzen. **F: 12,9 g KH: 9,27 g EW: 2,9 g R: 1:1**

Abend: <u>Salat:</u> Blattsalat mit 2 Tomaten, 1 Avocado und ¼ Gurke schneiden. ½ Fenchel und 1 kl. Möhre dazu raspeln. Öldressing: 50-100ml Olivenöl mit 2 TL grobkörnigem Senf, Salz, Pfeffer und Zitronensaft vermischen.
Dazu 1-4 Scheiben vom Rezeptbrot mit Käse und je 1 EL Butter. **F: 229 g KH: 9,74 g EW: 43,6 g   R: 5:1**

Insgesamt inkl. 2 Zwischenmahlzeiten: **F: 306,3 g KH: 28,16 g EW: 61,2 g   R: 3:1**

Freundschaft, das ist eine Seele in zwei Körpern.

Aristoteles

2 EL Leinöl?
JA   NEIN

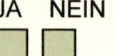

Frühstück: <u>Eingelegte Champignons:</u> 100g Champignons und 100g Handkäse in Scheiben schneiden und in eine Schale mit ca. 60 ml Öl für 5-10 Min. einlegen oder nach belieben Knoblauch dazu gegeben und über Nacht einlegen. **F: 86,6 g KH: 1,35 g EW: 21,7 g   R: 4:1**

Mittag: <u>Fenchelpfanne mit Feta:</u> 1 Fenchel in Scheiben schneiden und in die heiße gebutterte (4 TL) Pfanne geben. Salz, Pfeffer, frischen Ingwer und 1 Zehe Knoblauch dazu geben. Auf kleiner Flamme 20 min bei geschlossenem Deckel dünsten. Nach 10 Min das Gemüse mit dem in Scheiben geschnittenen Hirtenkäse (60 g) überbacken. **F: 28,4 g KH: 4,95 g EW: 14,1 g R: 2:1**

Abend: <u>Salat:</u> 2 Karotten und ½ rohe rote Beete grob raspeln und Saft einer frisch gepressten Zitrone dazu träufeln. 1 EL Sonnenblumenkerne rösten und darüber streuen. Öldressing: 3-6 EL Öl, 2EL Zitronensaft mit Salz und Pfeffer verrühren. **F: 59.3 g KH: 24 g EW: 9,24 g**

R: 2:1

Insgesamt inkl. 2 Zwischenmahlzeiten: **F: 174,3 g KH: 30,3 EW: 44,94 g   R: 2:1**

Man braucht sehr viel Geduld, um diese zu lernen.

Kurt Tucholsky

2 EL Leinöl?
JA   NEIN
☐   ☐

Frühstück: Tomaten - Mozzarella Teller: 3 Tomaten und 1 Mozzarella in Scheiben schneiden und auf einen Teller überlappend legen.. 80ml Öl dazugeben und mit etwas Balsamicoessig abschmecken. Dazu Basilikumblätter reichen. **F: 110 g KH: 4,84 g EW: 11,2 g   R: 7:1**

2P

Mittag: Zucchini Pfanne: 4 (700g) Zucchini in Scheiben schneiden und mit Butter in die heiße Pfanne geben. Salz, Pfeffer, Knoblauch und frischen Ingwer dazugeben. Bei geschlossenem Deckel auf kleiner Flamme ca. 20 min dünsten lassen. Dazu 1 Becher körnigen Frischkäse servieren. **F: 22,9 g KH: 17 g EW: 27,8 g   R: 0,5:1**

Abend: Paprikasuppe: 3 Paprika grob zerschneiden und mit 60ml Öl, Salz, Pfeffer, 1 Zitrone, 1 Zehe Knoblauch und Rosmarin ca. 20 Min. dünsten und mit 1 Schuss Weißwein abschmecken. Anschließend pürieren, evtl. etwas Wasser dazugeben. Mit 1 Becher saure Sahne servieren. **F: 70,7 g KH: 12,7 g EW: 6,73 g   R: 4:1**

Insgesamt inkl. 1 Zwischenmahlzeit: **F: 203,6 g KH: 34,45 g EW: 45,73 g   R: 3:1**

Was man lernen muss, um es zu tun, das lernt man, indem man es tut.

Aristoteles

Lacto-ovo vegetarische Gerichte

2 EL Leinöl?
JA   NEIN
☐   ☐

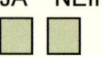

Frühstück: <u>Omelette:</u> ½ Zwiebel würfeln mit 4 TL Butter in einer Pfanne glasieren. 1 Tomate, ¼ Paprika und 2 Champignons zerteilen und dazu geben. 3 Eier mit Salz und Pfeffer in einer Tasse verrühren und mit in die Pfanne gießen. Mit Kräutern und Gewürzen nach belieben verfeinern. Das Omelette mit 150g körnigen Frischkäse füllen und 2 EL Leinöl darüber gießen. **F: 59,8 g KH: 7,71 g EW: 44,5 g   R: 1:1**

Mittag: <u>Salat:</u> Blattsalat, 2 Tomaten, 1 Avocado und ¼ Gurke schneiden. Saft einer frisch gepressten Zitrone dazu träufeln. Öldressing: 100ml Öl mit 1 TL grobkörnigem Senf, Salz, Pfeffer und Zitronensaft vermischen.
Dazu 200g Tofu cross anbraten. Ingwer, Knoblauch, 1-3 Chillieschoten und 1 Stange Zitronengras kleinschneiden und mit Salz und Pfeffer abwürzen. Mit 1 Becher körnigen Frischkäse servieren. **F: 176 g KH: 10,8 g   EW: 58,8 g
R: 3:1
R**

Abend: <u>Rote Beetepfanne mit Feta:</u> 200g rohe rote Beete in Scheiben schneiden und mit 4 TL Butter in die heiße Pfanne geben. Frischen Ingwer, Knoblauch, Salz und Pfeffer dazugeben und bei geschlossenem Deckel auf mittlerer Flamme ca. 30 Min. köcheln. Die letzten 5 Min. mit 30 g Hirtenkäse überbacken. **F: 27,2 g KH: 16,5 g EW: 7,68 g
R: 1:1**

2P

Insgesamt inkl. 1 Zwischenmahlzeit: **F: 263 g KH: 35,1 g EW: 110,98 g   R: 2:1**

Fange nie an, aufzuhören,
Höre nie auf, anzufangen.

Marcus Tullius Cicero

2 EL Leinöl?
JA   NEIN
☐ ☐

Frühstück: <u>Spiegelei Avocadoart:</u> 2 Eier mit 4 TL Butter braten und mit Salz und Pfeffer würzen. 1 Avocado auf einem Teller zerdrücken mit Salz, Pfeffer und ein wenig Curry abwürzen und mit 1 gewürfelten Tomate bedecken. 1 Becher körnigen Frischkäse auf die Avocado-Tomaten-Paste streichen. Das Spiegelei aufsetzen und mit der braunen Butter übergießen. **F: 106 g KH: 5,75 g EW: 39,6 g**
R: 2:1

Mittag: <u>Überbackene Mangold-Fenchelpfanne:</u> 1 grob geschnittenen Fenchel mit 4TL Butter in die heiße Pfanne geben und bei geschlossenem Deckel dünsten. 1 Mangoldstaude waschen und grob schneiden. Die weißen Stile und den Strunk sofort, dass Blattgrüne nach ca. 10 Min Gesamtdünstzeit zum Fenchel geben. Mit Salz, Pfeffer, frischem Ingwer und Knoblauch würzen und auf kleiner Flamme noch ca. 10 Min. dünsten. Die letzten 5 Min. das Gemüse mit dem in Scheiben geschnittenen Hirtenkäse überbacken. **F: 28,8 g KH: 9,3 g EW: 17,3 g   R: 4:1**

Abend: <u>Salat:</u> Blattsalat, 2 Tomaten, 4 rohe Champignons und ¼ Gurke schneiden. Saft einer frisch gepressten Zitrone dazu träufeln. Öldressing: 100ml Öl mit 1 TL groben Senf (Dijon), Salz, Pfeffer und Zitronensaft verrühren, dazu 3 EL Joghurt mischen.
75 g Ziegenkäse oder fetten Weichkäse reichen. **F: 127 g KH: 9,21 g EW: 24,1 g   R: 4:1**

Insgesamt inkl. 2 Zwischenmahlzeiten: **F: 261,8 g KH: 24,26 g EW: 81 g   R: 2:1**

Mut steht am Anfang des Handelns, Glück am Ende.

Demokrit

2 EL Leinöl?
JA   NEIN
☐ ☐

Frühstück: <u>Rühreier:</u> 2 Eier mit Salz und Pfeffer verquirlen. Tomatenwürfel und Champignons anbraten und das flüssige Ei dazu geben. Mit 1 EL Schnittlauch überstreuen. Dazu 3 Scheiben Rezeptbrot servieren. **F: 65 g KH: 4,99 g EW: 27,7 g**
R: 2:1

Mittag: <u>Auberginenschnitzel:</u> 1 Aubergine längs in ½ cm dicke Schnitzel schneiden und zunächst eine Seite trocken anbraten (ca. 4-5 Min.) - mit Salz, Pfeffer, Basilikum, Oregano und Kreuzkümmel würzen. Nun wenden und ca. 100g Butter dazu geben, auf kleiner Flamme ca.5 Min. ziehen lassen und 5 kleine Tomaten im ganzen mit in die Pfanne legen. Mit Käsescheiben (z.B. Bergkäse) die Auberginen weitere 5 Min. bei geschlossenem Deckel überbacken. **F: 102 g KH: 13,1 g EW: 24,1 g R: 3:1**

Abend: <u>Tomaten - Feta Teller:</u> 3-4 Tomaten in Scheiben schneiden und mit den Ringen einer geschnittenen Zwiebel bedecken. ½ - 1 Feta darüber zerkrümeln. Mit Salz und Pfeffer abschmecken und 60-100ml Öl darüber gießen. Mit 3 Scheiben Brot servieren. **F: 104 g KH: 10,1 g EW: 24,1 g**
R: 3:1

Insgesamt inkl. 2 Zwischenmahlzeiten: **F: 271 g KH: 28,73 g EW: 75,2 g** **R: 3:1**

Der Mensch ist,

wie er isst.

Lacto–ovo–peso vegetarische
Gerichte

2 EL Leinöl?
JA   NEIN
☐ ☐

Frühstück: <u>Lachs:</u> 200g Rächerlachs mit Zitrone überträufeln. Dazu 1 Becher körnigen Frischkäse mit 1 EL Meerrettich vermischt servieren. Dill und Tomaten nach Belieben reichen. **F: 38g KH: 7,27g EW: 60,9g**
R: 0,5:1

Mittag: <u>Minestrone:</u> Zwiebel würfeln und mit 3 EL Öl glasieren, 1/2 rohe Rote Beete würfeln und dazugeben mit Balsamicoessig abschmecken. Nun 1/2 Petersilienwurzel, 1/2 Möhre, ¼ Sellerieknolle, 1/2 Tomaten würfeln und ½ Porreestange schneiden und zu der Roten Beete geben. Ca. 15 Min. dünsten lassen und mit Salz, Pfeffer, Wein und Gewürzen abschmecken. 2 Brühwürfel in 1,5L kochendem Wasser auflösen und zum fertig gedünstetem Gemüse geben. **F: 36 g KH: 16,6 g EW: 7,11 g** **R: 2:1**

Abend: <u>Spinatauflauf:</u> 250g Tiefkühlspinat auftauen, Ofen auf 160° vorheizen und Spinat ausdrücken. Mit 500g Ricotta, 3 Eier, 2EL gehacktem Dill, Salz und Pfeffer in einer Schüssel vermischen und in die Auflaufform geben. Darauf 150g Tomatenscheiben legen und mit 100g Feta bestreuen. 1 Stunde backen bis Feta gebräunt ist. **F: 113 g KH: 8,9 g EW: 94,3 g**
R: 1:1

Insgesamt inkl. 1 Zwischenmahlzeit: **F: 187 g KH: 32,77 g EW: 162,31 g** **R: 1:1**

Das Wesen der Dinge hat die Angewohnheit, sich zu verbergen.

Heraklit

2 EL Leinöl?
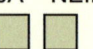
JA   NEIN

☐   ☐

Frühstück: Himbeerquark: 150g Quark (40%) mit 25ml Sahne, 3 MS Stevia und Mark einer ¼ Vanilleschote verrühren. 100g Himbeeren frisch oder aufgetaut dazu geben. **F: 48,1 g KH: 10,6 g EW: 14,6 g   R: 2:1**

Mittag: Fischauflauf: 400g tiefgefrorenen Rotbarsch gleichmäßig in einer Auflaufform verteilen und mit Zwiebelringen (2 Zwiebeln) bedecken. Pfeffer und Salz
2P darüber streuen. Den Fisch mit Tomatenscheiben (3 Tomaten) bedecken und erneut mit Salz und Pfeffer bestreuen. Die Tomaten mit 2 Bechern Schmand bestreichen und mit Curry bestreuen. 45 Min. Backzeit bei 160°. **F: 135 g KH: 13,6 g EW: 83,2 g   R: 1:1**

Abend: Tomatensalat: 4 große Tomaten und 1 Zwiebel in Ringe schneiden und in eine Schüssel geben. Dazu 100ml Öl mit 2 EL Balsamicoessig, Salz und Pfeffer geben. Ca. 50g Petersilie zerhacken und darüber streuen. **F: 100 g KH: 11,8 g EW: 4,99 g   R: 6:1**

Insgesamt inkl. 1 Zwischenmahlzeit: **F: 283,1 g KH: 35,4 g EW: 102,8 g   R: 2:1**

Verbringe die Zeit nicht mit der Suche nach einem Hindernis. Vielleicht ist keins da.

Franz Kafka

2 EL Leinöl?
JA   NEIN
☐   ☐

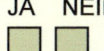

Frühstück: <u>Müsli:</u> 50g Sojaflocken (KH: 3,5%) in 100ml Sahne oder 50ml Milch + 50ml Sahne oder 100g Joghurt + 2EL Leinöl geben. Mit 50g Beeren (Him-, Brom-, Erd-, Blau- oder Waldbeeren), 2TL Samen (Lein-, Hanf, Sesam oder Mohnsamen) und 10g Nüssen verfeinern. 1 MS Stevia und 2EL Leinöl nach Belieben. **F: 45,9 g KH: 8,41 g EW: 30 g**
R:
1:1

Mittag: <u>Fenchelsuppe:</u> 1-2 Fenchel in Ringe schneiden und mit 50ml Öl, Salz und Pfeffer in einer Pfanne ca. 20 Min dünsten. Das Gemüse zusammen mit 150g Roquefort Käse pürieren. Bei Bedarf etwas Wasser hinzufügen und mit Muskat abschmecken. **F: 97,2 g KH: 8,62 g EW: 38,8 g**
R: 2:1

Abend: <u>Salat:</u> Blattsalat mit 2 Tomaten, 1 Avocado und ¼ Gurke schneiden. Saft einer frisch gepressten Zitrone dazu träufeln. Öldressing: 100ml Öl mit 1 TL groben Senf (Dijon), Salz, Pfeffer und Zitronensaft vermischen. Dazu 125g gedünstetes Fischfilet oder geräucherten Fisch mit Meerrettich und 150g körnigen Frischkäse servieren. **F: 163 g KH: 11,5 g EW: 51,2 g**
R: 3:1

Insgesamt inkl. 2 Zwischenmahlzeiten: **F: 306,1 g KH: 28,02 g EW: 120 g**   **R:**
2:1

Wie zahlreich sind doch die Dinge, derer ich nicht bedarf.

Sokrates

Vegetarische und
nicht–vegetarische Gerichte

2 EL Leinöl?
JA   NEIN
☐   ☐

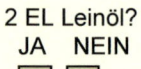 

Frühstück: <u>Süßer Kakao</u>: 200ml Sahne in einem Topf erhitzen und 2EL Kakao (100% nicht entölt) dazu geben. Mit 1-2 MS Stevia süßen. **F: 99,8 g KH: 9,45 g EW: 7,43 g**   **R: 6:1**

Mittag: <u>Spinat mit Ei</u>: 300 g Tiefkühlspinat mit 100g Butter in einem Topf 20 Min. erhitzen. In einer Pfanne 1-2 Spiegeleier braten - mit Salz und Pfeffer würzen. Mit 150g körnigen Frischkäse servieren. **F: 101 g KH: 5,41 g EW: 43,2 g**
                    R: 2:1

Abend: <u>Salat</u>: Blattsalat mit einer Handvoll Oliven und 2-3 halbierten Cherrytomaten anrichten. 1 Becher körnigen Frischkäse (150 g) untermischen. Öldressing: 100ml Öl mit frischem Thymian, Rosmarin, Majoran und Koriander vermischen Salz, Pfeffer und den Saft einer Zitrone zugeben. **F: 111 g KH: 6 g EW: 22 g**
                    R: 4:1

Insgesamt inkl. 2 Zwischenmahlzeiten: **F: 311,8 g KH: 20,86 g EW: 72,3 g**   **R: 3:1**

Jeder Tag ohne ein Lächeln ist ein verlorener Tag.

Charlie Chaplin

2 EL Leinöl?
JA NEIN

Frühstück: <u>Rezeptbrot:</u> 3-4 Scheiben dick mit Butter belegen. Dazu 1 Scheibe Käse, 75 g Lachs mit 1 Tomaten reichen. **F: 76,2 g KH: 4,52 g EW: 37,4 g R: 2:1**

Mittag: <u>Tofu mit Aubergine:</u> 200g Tofu cross anbraten. Ingwer, Knoblauch, 1-3 Chillieschoten und 1 Stange Zitronengras kleinschneiden und mit Salz und Pfeffer abwürzen. Während das Tofu brät: 1 Aubergine würfeln und in eine kleinen Topf kurz trocken anbraten, dann 50 g Butter zugeben und mir Salz, Pfeffer und Kräutern abschmecken und auf kleiner Flamme dünsten lassen. **F: 59,7 g KH: 10,7 g EW: 35,8 g R: 1:1**

Abend: <u>Salat:</u> Blattsalat mit 2 Tomaten, 1 Avocado und ¼ Gurke schneiden. Saft einer frisch gepressten Zitrone dazu träufeln. Öldressing: 100ml Öl mit 2 TL groben Senf (Dijon), Salz, Pfeffer und Zitronensaft vermischen.
Dazu 1-4 Scheiben vom Rezeptbrot mit Käse und 1 EL Butter. **F: 229 g KH: 9,74 g EW: 43,6 g R: 4:1**

Insgesamt inkl. 2 Zwischenmahlzeiten: **F: 364,9 g KH: 24,96 g EW: 116,8 g R: 3:1**

Wir leben nicht, um zu essen; wir essen, um zu leben.

Sokrates

2 EL Leinöl?
JA   NEIN

☐ ☐

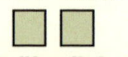

Frühstück: <u>Eingelegte Champignons:</u> 100g Champignons und 100g Handkäse in Scheiben schneiden und in eine Schale mit ca. 60 ml Öl für 5-10 Min. einlegen oder nach belieben Knoblauch dazu gegeben und über Nacht einlegen. **F: 86,6 g KH: 1,35 g EW: 21,7 g   R: 4:1**

Mittag: <u>Pilzpfanne:</u> 200g Pilze in Butter ca. 10 min. anbraten und die letzten 3 Min 1 Becher Creme Fraiche unterrühren. Mit Salz, Pfeffer und Zitrone abschmecken. Dazu 1 Bund gehackte Petersilie servieren. **F: 102 g KH: 11,8 g EW: 13,4 g   R: 4:1**

Abend: <u>Salat:</u> 2 Karotten und ½ rohe rote Beete grob raspeln und Saft einer frisch gepressten Zitrone dazu träufeln. 1 EL Sonnenblumenkerne rösten und darüber streuen. Öldressing: 3 EL Öl, 2EL Zitronensaft mit Salz und Pfeffer verrühren. **F: 59.3 g KH: 24 g EW: 9,24 g**

2P

R: 2:1

Insgesamt inkl. 1 Zwischenmahlzeit: **F: 247,6 g KH: 37,15 EW: 44,3 g   R: 3:1**

Heiterkeit ist immer das Anzeichen der Freiheit.

Friedrich Georg Jünger

2 EL Leinöl?
JA   NEIN
☐   ☐

Frühstück: <u>Tomaten - Mozzarella Teller:</u> 3 Tomaten und 1 Mozzarella in Scheiben schneiden und auf einen Teller überlappend legen.. 80ml Öl dazugeben und mit etwas Balsamicoessig abschmecken. Dazu Basilikumblätter reichen. **F: 110 g KH: 4,84 g EW: 11,2 g   R: 7:1**

Mittag: <u>Ratatouille:</u> 1/2 Aubergine, 1 Zucchini und 1 Paprika würfeln - 1 Zwiebel in Scheiben schneiden. Aubergine und Zucchini leicht salzen. Paprika und Zwiebeln in 100ml Olivenöl sautieren, Zucchini und Aubergine zufügen - mit Tomatenmark (1 EL) leicht tomatisieren und bei 160°C 30-40 Min. im Ofen schmoren. Mit Tabasco, Salz, Pfeffer, Zitronenpfeffer und etwas Balsamicoessig abschmecken. **F: 101 g KH: 14 g EW: 6,93 g**
                    R: 5:1

Abend: <u>Paprikasuppe:</u> 3 Paprika grob zerschneiden und mit 60ml Öl, Salz, Pfeffer, 1 Zitrone, 1 Zehe Knoblauch und Rosmarin ca. 20 Min. dünsten und mit 1 Schuss Weißwein abschmecken. Anschließend pürieren evtl. etwas Wasser dazugeben. Mit 1 Becher saure Sahne servieren. **F: 70,7 g KH: 12,7 g EW: 6,73 g   R: 4:1**

Insgesamt inkl. 1 Zwischenmahlzeit: **F: 281,7 g KH: 31,54 g EW: 24,86 g   R: 5:1**

Liebe ist die Sehnsucht nach der Ganzheit, und das Streben nach der Ganzheit wird Liebe genannt

Platon

2 EL Leinöl?

JA   NEIN

☐   ☐

Frühstück: <u>Omelette:</u> ½ Zwiebel würfeln mit 4 TL Butter in einer Pfanne glasieren. 1 Tomate, ¼ Paprika und 2 Champignons zerteilen und dazu geben. 3 Eier mit Salz und Pfeffer in einer Tasse verrühren und mit in die Pfanne gießen. Mit Kräutern und Gewürzen nach belieben verfeinern. Das Omelette mit 150g körnigen Frischkäse füllen und 2 EL Leinöl darüber gießen. **F: 59,8 g KH: 7,71 g EW: 44,5 g   R: 1:1**

2P

Mittag: <u>Hühnercurry:</u> 300g Fleisch in Würfel schneiden. etwas Ingwer fein hacken und mit 90ml Kokosmilch, 1 ½ EL Currypaste, 1 Schuss Sherry, ½ EL Sojasoße,, 1 TL Zitronensaft sowie 2 Priesen Salz in einer Pfanne aufkochen. Die Hühnerwürfel beifügen. Noch einmal kurz vor das Kochen bringen, dann 15 Min. dünsten lassen. Inzwischen 1 Peperoni und 1 Paprika entkernen, und in Würfel schneiden. Frühlingszwiebel mit Grün in Ringe schneiden. Beides im 100ml Öl 3 Min. braten und zum Curry geben. Mit Korianderblättchen bestreuen. ;it 1 Becher körnigem Frischkäse servieren. **F: 135 g KH: 15,6 g EW: 110 g   R: 1:1**

Abend: <u>Salat:</u> Blattsalat, 2 Tomaten, 4 rohe Champignons und ¼ Gurke schneiden. Saft einer frisch gepressten Zitrone dazu träufeln. Öldressing: 100ml Öl mit 1 TL groben Senf (Dijon), Salz, Pfeffer und Zitronensaft verrühren dazu 3 EL Joghurt mischen.
75 g Ziegenkäse oder fetten Weichkäse reichen. **F: 127 g KH: 9,21 g EW: 24,1 g   R: 4:1**

Insgesamt inkl. 1 Zwischenmahlzeit: **F: 321,8 g KH: 32,2 g EW: 178,6 g   R: 2:1**

Verzicht nimmt nicht. Verzicht gibt. Er gibt die unerschöpfliche Macht des Einfachen.

Martin Heidegger

---

2 EL Leinöl?
JA   NEIN
☐   ☐

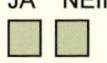

Frühstück: <u>Müsli:</u> Milch + 50ml Sahne oder 100g Joghurt + 2EL Leinöl geben. Mit 50g Beeren (Him-, Brom-, Erd-, Blau- oder Waldbeeren), 2TL Samen (Lein-, Hanf, Sesam oder Mohnsamen) und 10g Nüssen verfeinern. 1 MS Stevia und 2EL Leinöl nach Belieben. **F: 45,9 g KH: 8,41 g EW: 30 g**
R: 1:1

Mittag: <u>Gemüsesuppe:</u> 2-3 kleine rohe rote Beete und ¼ Sellerieknolle würfeln und in die heiße Pfanne geben. 1 Karotte und 2 Petersilienwurzeln in Scheiben schneiden - 1 Stange Porree und 1 Zwiebel in Ringe schneiden sowie 1 Haselnussgroße Ingwerknolle und 2 Zehen Knoblauch hacken und dazu geben. Alles gut salzen und pfeffern - nun noch ca. 15 Min. dünsten lassen. Dann mit 1,5L heißer Gemüsebrühe aufgießen und auf kleiner Flamme weitere 20 Min. köcheln lassen. **F: 5,34 g KH: 20,1 g EW: 12,9 g**
R: 0,1:1

Abend: <u>Spinatauflauf:</u> 250g Tiefkühlspinat auftauen, Ofen auf 160° vorheizen und Spinat ausdrücken. Mit 500g Ricotta, 3 Eier, 2EL gehacktem Dill, Salz und Pfeffer in einer Schüssel vermischen und in die Auflaufform geben. Darauf 150g Tomatenscheiben legen und mit 100g Feta bestreuen. 1 Stunde backen bis Feta gebräunt ist. **F: 113 g KH: 8,9 g EW: 94,3 g**
R 1:1

Insgesamt inkl. 1 Zwischenmahlzeit: **F: 164,2 g KH: 37,4 g EW: 136,3 g**   **R: 1:1**

Jahre runzeln die Haut, den Enthusiasmus aufgeben, runzelt die Seele.

Albert Schweizer

2 EL Leinöl?

JA   NEIN

☐ ☐

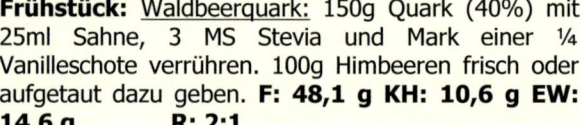

Frühstück: <u>Waldbeerquark:</u> 150g Quark (40%) mit 25ml Sahne, 3 MS Stevia und Mark einer ¼ Vanilleschote verrühren. 100g Himbeeren frisch oder aufgetaut dazu geben. **F: 48,1 g KH: 10,6 g EW: 14,6 g   R: 2:1**

2P

Mittag: <u>Zucchini-Quiche:</u> 1kg Zucchini schälen und grob raspeln, die geriebene Menge in ein Stofftuch geben und die Flüssigkeit auspressen. 1 cl Olivenöl, 1 Ei, ca. 100 g geriebener Emmentalerkäse (oder ähnliche Alpenkäsesorte) und eine halbe Packung Frischkäse nacheinander hinzufügen und jeweils vermischen. Mit Salz, Pfeffer, Muskat abschmecken. Die würzige Masse nun in ein mit Olivenöl bestrichene Auflaufform (am besten Gußeisen) geben, kurz auf der Herdplatte erhitzen, daß die Masse etwas stockt und dann im Backofen bei mittlerer Hitze (180 Grad) goldbraun (ca. 40-60. min)backen. Dazu passen hart gekochte Eier oder Tomatensalat. **F: 72,7 g KH: 17,7 g EW: 56 g   R: 1:1**

Abend: <u>Tomatensalat:</u> 4 große Tomaten und 1 Zwiebel in
Ringe schneiden und in eine Schüssel geben. Dazu 100ml Öl mit 2 EL Balsamicoessig, Salz und Pfeffer geben. Ca. 50g Petersilie zerhacken und darüber streuen. **F: 100 g KH: 11,8 g EW: 4,99 g   R: 6:1**

Insgesamt: **F: 220,8 g KH: 40,1 g EW: 75,6 g   R: 2:1**

Der Gedanke ist das wandelbarste, was es im Menschen gibt.

José Ortega y Gasse

2 EL Leinöl?
JA   NEIN
☐ ☐

Frühstück: <u>Rühreier:</u> 2 Eier mit Salz und Pfeffer verquirlen. Tomatenwürfel und Champignons anbraten und das flüssige Ei dazu geben. Mit 1 EL Schnittlauch überstreuen. Dazu 3 Scheiben Rezeptbrot servieren. **F: 65 g KH: 4,99 g EW: 27,7 g**
R: 2:1

Mittag: <u>Hühnerfrikassee:</u> 250g Hühnerbrustfilet in mundgerechte Teile schneiden und in Öl anbraten, aus der Pfanne nehmen. Danach 8 in Scheiben geschnittene Champignons ebenfalls anbraten und herausnehmen. Den Bratensatz mit ca 300 ml Hühnerbrühe löschen und
2P etwas einkochen lassen. Ca. 300-400 g geschnittenes Gemüse beliebiger Wahl (Möhren, Petersilienwurzel, Spargel oder Schwarzwurzel, Schoten) im Sud garen. Am Ende das Fleisch, die Champignons und 2 El Kapern hinzufügen.
Das Frikassee mit 2 El Butter und einer Packung Creme fraiche binden, mit Salz und Pfeffer, ggf. Zitronensaft oder Weißwein abschmecken. Wer das Frikassee sämiger wünscht, kann dies zuguterletzt noch mit Johannesbrotkernmehl oder 1-2 Eigelb binden. **F: 190 g KH: 21,9 g EW: 70,9 g R: 2:1**

Abend: <u>Tomaten - Feta Teller:</u> 3-4 Tomaten in Scheiben schneiden und mit den Ringen einer geschnittenen Zwiebel bedecken. ½ - 1 Feta darüber zerkrümeln. Mit Salz und Pfeffer abschmecken und 60-100ml Öl darüber gießen. Mit 3 Scheiben Brot servieren. **F: 104 g KH: 10,1 g EW: 24,1 g   R: 3:1**
Insgesamt inkl. 1 Zwischenmahlzeit: **F: 359 g KH: 36,99 EW: 122,7 g   R: 2:1**

26

Einen Vorsprung im Leben hat, wer da anpackt, wo die anderen erst einmal reden.

J.F. Kennedy

2 EL Leinöl?
JA NEIN

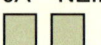 

Frühstück:. Pampelmusensalat: 1 kleine Pampelmuse grob würfeln mit 150g Quark/Joghurt, 2EL Leinöl und 10 halbierten Walnüssen vermischen. **F: 55,9 g KH: 17,1 g EW: 13 g**
R: 2:1

Mittag: Rindersteak mit Brokkoli: 400g Rindfleisch anbraten und mit Salz und Pfeffer würzen. 2 in Streifen geschnittene Paprikaschoten und 4-8 ganze Cherrytomaten mit in die Pfanne geben. 250g Brokkoli ca. 8-10 Min. dünsten und ggf. nach dem Abgießen des Wassers (weiterverwenden als Suppe, Getränk etc.) den Brokkoli mit Käse belegen. **F: 35 g KH: 20,8 g EW: 65,5 g,**
R: 0,5:1

2P

Abend: Tomatensalat: 4 große Tomaten und 1 Zwiebel in
Ringe schneiden und in eine Schüssel geben. Dazu 100ml Öl mit 2 EL Balsamicoessig, Salz und Pfeffer geben. ½ Bund Petersilie hacken und darüber streuen. **F: 100 g KH: 11,8 g EW: 4,99 g**
R: 6:1

Insgesamt: **F: 190,9 g KH: 49,7 EW: 24,49 g R: 3:1**

Von dem, was man heute denkt, hängt das ab, was morgen auf den Strassen und Plätzen gelebt wird.

José Ortega y Gasse

2 EL Leinöl?

JA   NEIN

☐ ☐

Frühstück: <u>Frühstücksei:</u> 1-3 Eier kochen. Dazu 3-4 Scheiben vom Rezeptbrot, Butter nach Belieben und Tomaten / Gurke servieren. **F: 107 g KH: 6,76 g EW: 37,3 g**   **R:**
2:1

2P

Mittag: <u>Grillkäse:</u> 2 Paprikaschoten in Würfel schneiden und mit 4-8 ganzen Cherrytomaten zusammen mit dem Grillkäse in Butter 5-10 Min. anbraten. Dazu ½ Eisbergsalat, 2 Tomaten, 4 rohe Champignons und ¼ Gurke schneiden. Saft einer frisch gepressten Zitrone darüber träufeln. **F: 71,3 g KH: 24,3 g EW: 58,8 g**

R:

1:1

Abend: <u>Salat:</u> Blattsalat, 2 Tomaten, 1 Avocado und ¼ Gurke schneiden. Mit 200g körnigem Frischkäse vermengen. Saft einer frisch gepressten Zitrone dazu träufeln. Öldressing: 100ml Öl mit 1 TL groben Senf (Dijon), Salz, Pfeffer und Zitronensaft vermischen. **F: 158 g KH: 8,17 g EW: 26,8 g**   **R:**
5:1

Insgesamt: **F: 336,3 g KH: 39,23 g EW: 122,9 g**

R:

2:1

Die Blume ist das Lächeln der Pflanze.

Peter Hille

2 EL Leinöl?

JA NEIN

☐ ☐

Frühstück: <u>Lachs:</u> 200g Rächerlachs mit Zitrone überträufeln. Dazu 1 Becher körnigen Frischkäse mit 1 EL Meerrettich vermischt servieren. Dill und Tomaten nach Belieben reichen. **F: 38 g KH: 7,27 g EW: 60,9 g**

R:

0,5:1

2P **Mittag:** <u>Blumenkohlsuppe:</u> Einen Blumenkohlkopf zerschneiden, mit Salz und Pfeffer würzen und in einem mit ca. 500ml Wasser gefüllten Topf ca. 20 Min kochen. Pürieren Sie im Topf das Gemüse mit dem Gemüsewasser und geben Sie allmählich 100g Roquefort Käse und 50ml Öl dazu. Bei Bedarf etwas Wasser hinzufügen und mit Muskat abschmecken. **F: 98,4 g KH: 17,7 g EW: 50 g**

R:

2:1

Abend: <u>Tomatensalat:</u> 4 große Tomaten und 1 Zwiebel in Ringe schneiden und in eine Schüssel geben. Dazu 100ml Öl mit 2 EL Balsamicoessig, Salz und Pfeffer geben. ½ Bund Petersilie hacken und darüber streuen. **F: 100 g KH: 11,8 g EW: 4,99 g**

R: 6:1

Insgesamt inkl. 1 Zwischenmahlzeit: **F: 236,4 g KH: 36,77 g EW: 115,89 g**   **R:**

2:1

Den guten Steuermann lernt man im Sturme kennen.

L. Annaeus Seneca

2 EL Leinöl?
JA   NEIN
☐   ☐

Frühstück: <u>Süßer Kakao:</u> 200ml Sahne in einem Topf erhitzen und 2EL Kakao (100% nicht entölt) dazu geben. Mit 1-2 MS Stevia süßen. **F: 99,8 g KH: 9,45 g EW: 7,43 g   R: 6:1**

Mittag: <u>Wirsing Sahne Pfanne:</u> 1 Wirsing von den dunklen äußeren Blätter befreien, den Strunk herausschneiden und den Kohl in mittelfeine Streifen schneiden. 1 Knoblauchzehe in feine Scheibchen schneiden und in gleicher Menge Ingwer zerhacken. 1 Chilischote entkernen und in feine Röllchen schneiden. In einer großen Pfanne Butter erhitzen und den Knoblauch, den Ingwer und die Chilischote leicht anbraten. Sofort den Wirsing dazugeben und braten, bis er Farbe nimmt. 1 Becher Sahne oder Schmand dazu geben und mit Salz, Pfeffer und Muskat abschmecken. Sollten die Wirsingstreifen zu dunkel werden, die Hitze reduzieren. So lange braten, bis der Wirsing gar ist, aber noch Biss hat. **F: 105 g KH: 23,7 g EW: 26,6 g   R: 2:1**

2P

Abend: <u>Salat:</u> Blattsalat mit einer Handvoll Oliven und 2-3 halbierten Cherrytomaten anrichten. 1 Becher körnigen Frischkäse (150 g) untermischen. Öldressing: 100ml Öl mit frischem Thymian, Rosmarin, Majoran und Koriander vermischen Salz, Pfeffer und den Saft einer Zitrone zugeben. **F: 111 g KH: 6 g EW: 22 g   R: 4:1**

Insgesamt: **F: 315,8 g KH: 39,15 g EW: 56,03 g   R: 3:1**

Nur wer selbst brennt, kann Feuer in anderen entfachen.

Augustinus

2 EL Leinöl?
JA   NEIN
☐ ☐

Frühstück: <u>Eingelegte Champignons:</u> 100g Champignons und 100g Handkäse in Scheiben schneiden und in eine Schale mit ca. 60 ml Öl für 5-10 Min. einlegen oder nach belieben Knoblauch dazu gegeben und über Nacht einlegen. **F: 86,6 g KH: 1,35 g EW: 21,7 g   R: 4:1**

Mittag: <u>Spargel mit Schinken:</u> 250g Spargel schälen, das Kochwasser salzen. Den Spargel auf den Schalen für ca. 20 Min dünsten. Sauce Hollandaise: 2 Eigelb 125 g Butter 1 Schuss Weißwein und den Saft 1 Zitrone unter langsamem Erhitzen verrühren bis die Sauce dick wird. Mit weißem Pfeffer und Salz abwürzen. Dazu 150g Schinken servieren. **F: 125 g KH: 5,98 g EW: 43,5 g**

R:

3:1

2P

Abend: <u>Salat:</u> 2 Karotten und ½ rohe rote Beete grob raspeln und Saft einer frisch gepressten Zitrone dazu träufeln. 1 EL Sonnenblumenkerne rösten und darüber streuen. Öldressing: 3 EL Öl, 2EL Zitronensaft mit Salz und Pfeffer verrühren. **F: 59.3 g KH: 24 g EW: 9,24 g**

R:

2:1

Insgesamt inkl. 2 Zwischenmahlzeiten: **F: 270,9 g KH: 31,33 g EW: 74,44 g   R:**
3:1

Wo's Not tut, lässt sich alles wagen.

Edwin von Manteufel

2 EL Leinöl?
JA   NEIN
☐ ☐

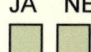

Frühstück: <u>Tomaten - Mozzarella Teller:</u> 3 Tomaten und 1 Mozzarella in Scheiben schneiden und auf einen Teller überlappend legen.. 80ml Öl dazugeben und mit etwas Balsamicoessig abschmecken. Dazu Basilikumblätter reichen. **F: 110 g KH: 4,84 g EW: 11,2 g   R: 7:1**

2P

Mittag: <u>Lauchsuppe:</u> 1 Zwiebel kleinschneiden und andünsten. Mit ca. 2 Litern Wasser ablöschen 6 Champignons sowie. 3 Stangen Lauch in Ringe schneiden und zugeben, mit Gemüsebrühe abschmecken und eine halbe Stunde kochen lassen. 200g (Kräuter)-Sahne-Schmelzkäse, in kleine Stücke schneiden und unterrühren. Unter ständigem Rühren eine weitere halbe Stunde köcheln lassen. Nach Geschmack mit Pfeffer, und Salz abschmecken. **F: 75,5 g KH: 26,1 g EW: 30,9 g R: 1:1**

Abend: <u>Paprikasuppe:</u> 3 Paprika grob zerschneiden und mit 60ml Öl, Salz, Pfeffer, 1 Zitrone, 1 Zehe Knoblauch und Rosmarin ca. 20 Min. dünsten und mit 1 Schuss Weißwein abschmecken. Anschließend pürieren evtl. etwas Wasser dazugeben. Mit 1 Becher saure Sahne servieren. **F: 70,7 g KH: 12,7 g EW: 6,73 g   R: 4:1**

Insgesamt: **F: 256,2 g KH: 43,64 g EW: 48,83 g**
R:
3:1

Sage nicht alles, was du weißt, aber wisse immer, was du sagst.

2 EL Leinöl?
JA   NEIN
☐   ☐

Frühstück: <u>Rezeptbrot:</u> 3-4 Scheiben dick mit Butter belegen. Dazu 1 Scheibe Käse, 75 g Lachs mit 1 Tomate reichen. **F: 76,2 g KH: 4,52 g EW: 37,4 g R: 2:1**

Mittag: <u>Senfeier:</u> 250g Butter in einem Topf zerlassen. 3 Eigelb und 1 Schuss Wein in einer Metallschüssel im warmen Wasserbad schaumig schlagen. Die Butter erst tropfenweise, dann in einem dünnen Strahl unter ständigem Rühren dazugeben, das Eigelb darf nicht gerinnen! Mit dem Saft 1 Zitrone, Salz und Pfeffer abschmecken. 100ml Milch mit 200ml Sahne aufkochen und unter die Soße rühren, noch 1 Minute köcheln lassen. 2-3 EL Senf darunter rühren. Nochmals abschmecken. Die Eier wachsweich kochen 1 Bund Schnittlauch klein schneiden. Eier pellen und längs halbieren. In die Senfsoße geben. Mit Schnittlauch bestreut servieren. **F: 307 g KH: 14,9 g EW: 21,3 g   R: 8:1**

Abend: <u>Salat:</u> Blattsalat mit 2 Tomaten, 1 Avocado und ¼ Gurke schneiden. Saft einer frisch gepressten Zitrone dazu träufeln. Öldressing: 100ml Öl mit 2 TL groben Senf (Dijon), Salz, Pfeffer und Zitronensaft vermischen.
Dazu 1-4 Scheiben vom Rezeptbrot mit Käse und 1 EL Butter. **F: 229 g KH: 9,74 g EW: 43,6 g   R: 4:1**

Insgesamt inkl. 2 Zwischenmahlzeiten: **F: 612,2 g KH: 29,2 g EW: 102,3 g   R: 5:1**

33

Man kann erst steuern, wenn man in Fahrt ist.

Emil Gött

2 EL Leinöl?
JA   NEIN

Frühstück: <u>Spiegelei Avocadoart:</u> 2 Eier mit 4 TL Butter braten und mit Salz und Pfeffer würzen. 1 Avocado auf einem Teller zerdrücken mit Salz, Pfeffer und ein wenig Curry abwürzen und mit 1 gewürfelten Tomate bedecken. 1 Becher körnigen Frischkäse auf die Avocado-Tomaten-Paste streichen. Das Spiegelei aufsetzen und mit der braunen Butter übergießen. **F: 106 g KH: 5,75 g EW: 39,6 g   R: 2:1**

Mittag: <u>Brokkoli mit Camembert:</u> 1 ganzen vollfetten Camembert mit wenig Butter in eine heiße Pfanne geben. Kurz anbraten bis er gebräunt ist und dann auf kleiner Flamme 5 -10 Min. weiter braten bis der Käselaib aufbeult. Parallel den Brokkoli salzen und ca. 10 Min dünsten Das Käsehäubchen vor dem Verzehr öffnen und mit dem Brokkoli nun den flüssigen Inhalt dippen. **F: 43,4 g KH: 7,08 g EW: 38,9 g   R: 1:1**

Abend: <u>Salat:</u> Blattsalat, 2 Tomaten, 4 rohe Champignons und ¼ Gurke schneiden. Saft einer frisch gepressten Zitrone dazu träufeln. Öldressing: 100ml Öl mit 1 TL groben Senf (Dijon), Salz, Pfeffer und Zitronensaft verrühren dazu 3 EL Joghurt mischen.
75 g Ziegenkäse oder fetten Weichkäse reichen. **F: 127 g KH: 9,21 g EW: 24,1 g   R: 4:1**

Insgesamt inkl. 2 Zwischenmahlzeiten:
F: 276,4 g KH: 22,04 g EW: 102,6 g   R: 2:1

Eure Nahrungsmittel sollen eure Heilmittel sein.

Hippokrates

2 EL Leinöl?
JA   NEIN
☐   ☐

Vegane Gerichte

Frühstück: <u>Müsli:</u> 100g Soja-Joghurt mit 50g Beeren, 2TL Saaten (Lein-, Hanf, Sesam oder Mohnsaat), 10g Nüssen und 1-2 EL Leinöl verfeinern. **F: 22,8 g KH: 5,9 g EW: 7,5 g**   **R: 2:1**

Mittag: <u>Kohlrabisuppe mit Muskat:</u> 300g Kohlrabi schälen, würfeln und in 4 EL Olivenöl köcheln. Dabei mit Pfeffer und Salz würzen. Nach ca. 15 Min mit 200ml Gemüsebrühe ablöschen und mit Pürierstab fein pürieren. Mit Muskat und Zitrone abschmecken. 100g Soja-Koch-Creme nach Belieben zugeben. **F: 51 g KH: 11,9 g EW: 9,3 g**   **R: 2:1**

Abend: <u>Salat:</u> Blattsalat, 2 Tomaten, 4 rohe Champignons und ¼ Gurke schneiden. Saft einer frisch gepressten Zitrone dazu träufeln. Öldressing: 50ml Öl mit 1/2 TL groben Senf (Dijon), Salz, Pfeffer und Zitronensaft verrühren dazu 2 EL Soja-Joghurt mischen. Dazu 200g Tofu in streifen schneiden und in 2 EL Olivenöl cross anbraten **F: 91,3 g KH: 4 g EW: 33 g**   **R: 3:1**

Insgesamt inkl. 2 Zwischenmahlzeiten:
F: 165,1 g KH: 21,8 g EW: 49,8 g   **R: 2:1**

Und eure Heilmittel sollen eure Nahrungsmittel sein.

Hippokrates

2 EL Leinöl?
JA   NEIN
☐   ☐

**Entlastungstag –
1x pro Woche**

Frühstück: 100ml Tomatensaft (oder Gemüsesaft nach Wahl) mit 2 TL Leinöl vermengen und langsam mit einem kleinen Löffel bewusst verzehren
F: 10 g KH: 3,1 g EW: 0,9 g   R: 3:1

Mittag: 100ml Tomatensaft (oder Gemüsesaft nach Wahl) mit 2 TL Leinöl vermengen und langsam mit einem kleinen Löffel bewusst verzehren **F: 10 g KH: 3,1 g EW: 0,9 g
R: 3:1**

Zwischenmahlzeit: 100ml Tomatensaft (oder Gemüsesaft nach Wahl) mit 2 TL Leinöl vermengen und langsam mit einem kleinen Löffel bewusst verzehren **F: 10 g KH: 3,1 g EW: 0,9 g
R: 3:1**

Abend: <u>Zucchini-Suppe:</u> 300g Zucchini würfeln und in 3 EL Olivenöl bei geschlossenem Topf köcheln lassen. Währendessen 1 Knoblauchzehe schälen dazu geben und mit Salz, Pfeffer und evtl. frischem Ingwer abschmecken. Mit dem Pürierstab fein pürieren. Dazu 3 Scheiben Rezeptbrot und 100g Soja-Koch-Creme oder Creme Fraiche reichen. **F: 72,3 g KH: 10,6 g EW: 19,8 g   R: 2:1**

Insgesamt:
F: 102,3 g KH: 19,9 g EW: 22,5 g   R: 2:1

Der Weg war das Ziel.

Außer Haus in Eile oder Mal schnell zwischendurch?

Herzhaftes:
+ 200 g Antipasti (Oliven, Artischocken; eingelegte Pilze, Tomaten und Weinblätter etc.) **F:12,9 g KH: 3,52 g EW: 3,45 g** **R: 2:1**
+ 2 Scheiben Käse pur oder mit 150g Tomaten oder Antipasti etc. **F: 16 g KH: 3,9 g EW: 15,8 g** **R: 1:1**
+ Avocado pur oder mit 150 g Tomatenwürfel, Salz, Pfeffer und Zitrone **F: 26,8 g KH: 4,35 g EW: 3,56 g R: 3:1**
+ bunte und grüne Salate nach Belieben **F: 1 g KH: 3,43 g EW: 1,54 g** **R: 0,2:1**

Leckerei:
+ Süßer Kakao S. 23 **F: 79,9 g KH: 9,45 g EW: 7,43 g R: 5:1**
+ Süßer Quark: 150 g Vollfetten Quark mit Stevia nach Belieben süßen und gut verrühren. **F: 18,3 g KH: 4,5 g EW: 12,8 g** **R: 1:1**
+ 100ml Sahne 30% pur **F: 38,1 g KH: 3,1 g EW: 2,1 g** **R: 7:1**
+ Beereneis: 80g tiefgefrorene Beeren in einen Küchenmixer o.ä. geben. Sofort 1-5 MS Stevia, ca. 50ml Buttermilch und 50ml Sahne zugeben. Mit Küchenshaker durchmixen o. mit einem Pürierstab eiscremig pürieren. **F: 8,11 g KH: 6,47 g EW: 3,06 g** **R: 1:1**

Knabberei:
+ 80 g Sojaflocken pur **F: 16,1 g KH: 0,32 g EW: 32 g** **R: 0,5:1**
+ 100 g Nüsse: KH Abfolge: Paranuss. < Walnuss. < Mandeln < Pecanuss. < Erdnuss. < Haseln. < Macadamia < Cashew < Kokosnuss) **F: 54,1 g KH: 3,7 g EW: 18,7 g** **R: 2:1**
+ Rohe Gemüsestreifen (Staudensellerie, Paprika, Möhren) allein oder mit 60 g Quark oder körnigem Frischkäse **F: 5,64 g KH: 5,63 g EW: 9,79 g** **R: 0,4:1**

Fastentage
(1-4x pro Monat)

Fastentage unterstützen Ihren Stoffwechsel durch die erweiterte Ketonkörperproduktion, welche ein gemeinsames Merkmal des Heil- und Zuckerfastens, mjt ähnlichen Herausforderungen an Leber und Gehirn, ist. Nehmen Sie sich an diesem Tag zurück, um zu entspannen, zu meditieren und sich selbst zu beobachten.

Kochen Sie sich eine Gemüsebrühe: 1Kg Gemüse(-mix) mit ½ Lorbeerblatt, 1 Nelke, 5 Wacholderbeeren und 3 Scheiben Ingwer in 1L Wasser. Für 45-60 Minuten köcheln lassen, dann 100g frische Kräuter (Petersilie, Koriander, Thymian, Salbei) hinzufügen und mit Salz und Pfeffer abschmecken. Nun nach Belieben ziehen lassen. Geben Sie kurz vor dem Verzehr noch 2-3 EL Apfelessig dazu. Den kostbaren Sud über den Tag verteilt trinken. Zudem können 1-2 Liter von Heilkräutertees, wie Brennnessel, Birkenblätter, Schafgarbe, Kamille oder Eisenkraut getrunken werden.

Gönnen Sie sich an solchen Tagen ein heißes (Achtung: Nicht bei Multipler Sklerose), mit Kristallsalz versetztes Bad oder massieren Sie sich mit Duschbürstungen. Zur Mittagszeit verwöhnen Sie sich mit einem Leberwickel wie folgt: Eine Wärmflasche mit heiß-warmen Wasser füllen. Die Wärmflasche nun in ein gewrungen-feuchtes Leinentuch einwickeln und auf den rechten unteren Rippenbogen direkt auf die Haut legen. Mit einem trockenen großen Handtuch den Wickel am Körper fixieren – nun legen Sie sich auf den Rücken und decken sich zu. Ruhen oder schlafen Sie ca. 1 Stunde.

Notizen

....
....
....
....
....
....
....
....
....
....
....
....
....
....
....
....
....